AF336841

DE LA PEUR

DU

CHOLÉRA

ET DE

L'INFLUENCE PERNICIEUSE

QUE CE SENTIMENT EXERCE SUR LA SANTÉ

PAR

MME VION-PIGALLE

Maîtresse sage-femme de la Faculté de médecine de Paris,
Auteur du *Conseiller des femmes*.

PARIS

CHEZ L'AUTEUR

35, RUE DE LA FONTAINE-MOLIÈRE, 35

1865

OUVRAGE DU MÊME AUTEUR :

———

LE CONSEILLER DES FEMMES, brochure in-8. Prix : 1 fr. 25.

———

Paris. — Typographie HENNUYER ET FILS, rue du Boulevard, 7.

AVERTISSEMENT

Il ne m'était jamais entré dans l'esprit l'idée
que j'aurais à écrire sur le choléra. C'est aux
médecins qu'il appartient de dire tout ce que
l'on sait sur cette terrible maladie. Mon rôle
est plus modeste : trouvant chaque jour, dans
ma clientèle, des dames dont le moral est vivement impressionné par la peur de l'épidémie,
ayant eu, à maintes reprises, l'occasion de cal-
mer des âmes timorées et des imaginations
impressionnables, j'ai voulu chercher, pour ma
faible part, à dissiper des craintes exagérées et,
en même temps, donner quelques avis pour se
préserver de l'atteinte du fléau.

DE LA PEUR
DU CHOLÉRA

ET

DE L'INFLUENCE PERNICIEUSE QUE CE SENTIMENT
EXERCE SUR LA SANTÉ

Au moment où j'écris ces lignes, le choléra semble être en voie de décroissance à Paris. Plaise au Ciel que ce ne soit pas une amélioration temporaire, et qu'après un temps d'arrêt, l'épidémie ne reprenne pas une nouvelle vigueur, sous l'influence de changements barométriques!

Dût-il en être autrement, et le choléra reprît-il de nouveau une marche croissante, devons-nous nous laisser aller à cette panique dont tant de personnes ont été saisies? De ce qu'une maladie épidémique vient s'abattre sur une ville, faut-il en inférer qu'elle va frapper tout le monde?

Et dans la circonstance actuelle, nos plus grands médecins ne s'accordent-ils pas pour admettre que le fléau n'attaque généralement pas sans signes précurseurs? Les diarrhées, les malaises de l'estomac, les nausées, annoncent une invasion prochaine du mal, et, en soignant les premières manifestations, on se met à l'abri d'une atteinte plus grave.

Il existe en ce moment, dans toutes les classes de la société, une panique tellement grande, que l'on pourrait dire, jusqu'à un certain point, que la peur est bien souvent plus grande que le mal.

Je vois journellement, dans ma clientèle, des personnes prises de coliques et de frissons, rien que parce qu'elles sont effrayées. Il est donc urgent de remonter le moral de la population, tout en donnant des conseils hygiéniques et préservatifs.

Nous reconnaissons que l'épidémie existe; que, peut-être, après un temps d'arrêt, elle reprendra une nouvelle intensité; mais nous déclarons bien haut que l'art n'est pas désarmé en présence des ravages que le fléau peut exercer. Tous les jours nos habiles médecins luttent avantageusement contre le mal, et, grâce à leurs soins empressés, ils l'arrêtent dans sa marche.

Dans la circonstance actuelle, le proverbe qui dit : « Sachez attendre, » a grandement tort, et c'est pour n'avoir pas invoqué au début les lumières de la médecine, que beaucoup de personnes ont succombé.

Prenez donc de suite l'avis de votre docteur, dès que vous éprouverez le moindre malaise, alors même que ce malaise serait seulement la conséquence de la peur. Le malade est comme l'enfant qui se rassure en voyant sa mère; pour lui, quand il souffre, qu'il est effrayé, le médecin est la Providence.

Chacun connaît la pernicieuse influence produite par l'imagination: chez beaucoup de personnes, les émotions morales vives retentissent particulièrement sur les intestins. Qu'on me permette de rappeler ici une expression vulgaire, mais qui dépeint l'effet de certaines émotions : « *J'ai eu la colique de peur,* » disent certaines personnes. Or, les douleurs d'entrailles sont passagères, dans ce cas, comme la peur qui en est la cause. On peut juger, d'après cela, des effets produits sur les intestins par une peur incessante, et telle que l'éprouvent ceux qui sont poursuivis par le fantôme du choléra.

Le mari d'une dame à laquelle j'ai donné des soins, il y a quelques mois, pour une déviation de l'utérus, a été tourmenté, depuis qu'il est question du choléra, de cauchemars qui le troublent toutes les nuits au milieu de son sommeil. Il se lève, sonne ses domestiques, met toute la maison sur pied, se fait préparer des infusions de tout genre, et veut qu'on brûle sans cesse des essences de toutes sortes dans l'appartement.

Mme la baronne de L***, qui habite les environs d'Alençon, et qui est venue à Paris se confier à mes soins, me disait que son mari avait maigri de trente-cinq livres pendant le choléra de 1849, rien que par l'effet de la peur de l'épidémie.

Je visitais, ces jours derniers, une de mes clientes nouvellement accouchée, dont la mère a été prise d'accidents nerveux qui ont nécessité une consultation de plusieurs notabilités médicales de Paris. Cette dame, déjà d'un certain âge, avait été vivement impressionnée d'une conversation qu'elle avait entendue, par hasard, entre ses domestiques. Ceux-ci assuraient que la localité était remplie de cholériques. Après une enquête faite avec soin, on reconnut qu'il n'y avait eu que quelques cas de cholérines, et que pas un habitant n'avait été sérieusement atteint par le fléau.

Combien ai-je déjà vu de personnes affectées de maux de tête, de vertiges, de frissons, d'inappétence, et se croire au début d'une attaque de choléra, alors qu'elles n'avaient qu'une simple indisposition, un commencement de rhume, de grippe, une simple migraine!

M*me* X***, appartenant à l'une des grandes familles de la finance, mariée depuis trois mois seulement, et déjà dans une *situation intéressante*, me fait chercher dans la nuit du 16 octobre dernier. Je suppose qu'elle est menacée d'une fausse couche, et je me hâte d'arriver chez elle. Je la trouve pâle, défaite, dans un état d'agitation et d'anxiété impossible à dépeindre. Dès qu'elle m'aperçoit, elle me prend les mains et me supplie de ne pas l'abandonner, certaine qu'elle est d'avoir le choléra. Elle ne présentait cependant aucun des symptômes de cette affection; il me fallut néanmoins passer plusieurs heures auprès d'elle pour la désabuser, pour lui faire comprendre qu'elle n'avait du choléra que la peur. Cette crise s'est terminée par deux garde-robes, et le lendemain, Mme X*** reprenait sa vie habituelle.

En ma qualité de sage-femme, je ne puis donner que quelques conseils hygiéniques pour se préserver des atteintes du fléau. Je laisse à nos savants docteurs le soin de remédier aux symptômes qui annoncent le début d'une attaque, et à plus forte raison ceux qui indiquent l'explosion du mal.

Si on se rappelle ce que nous avons dit relativement à l'influence qu'exerce l'imagination sur certaines personnes, on comprendra que le *calme de l'esprit* est une des conditions les plus favorables, non-seulement pour se mettre à l'abri du fléau, mais encore pour lui résister, lorsqu'il a atteint une personne. Evitez donc, devant certains esprits timorés, de parler de l'épidémie ou de lire ce qui s'y rapporte. Dans le cas même où celle-ci reprendrait un certain accroissement, diminuez le chiffre des individus atteints, et cachez toutes ces feuilles périodiques qui, remplissant leurs colonnes de détails sur le choléra, jettent l'effroi au milieu de la population.

Usez d'une alimentation modérée et saine; évitez les excès de table. Ne changez rien à votre régime ordinaire; ne remplacez pas des aliments auxquels votre estomac est habitué par d'autres d'une digestion laborieuse. Évitez cependant l'usage d'aliments dits *relâchants;* abstenez-vous de trop grande quantité de vin, de liqueur.

Beaucoup de gens s'imaginent qu'en usant largement des alcooliques, elles se préservent du choléra : c'est une erreur; l'abus de ces liquides est, au contraire, une prédisposition pour être attaqué par l'épidémie.

Les personnes qui sortent le matin de bonne heure, qui sont exposées à l'impression de l'air humide et des brouillards, en hiver, auront soin de prendre quelques aliments chauds. Les travailleurs ne doivent pas oublier qu'on ne peut remplacer ces aliments par des alcooliques. Encore si ces derniers étaient de bonne qualité; si, le plus souvent, ils n'étaient pas frelatés, ils auraient moins d'inconvénients. Un petit verre à liqueur de bon cognac ou de bon vin de Madère sont utiles; mais chacun sait que les artisans sont dans l'impossibilité d'en payer le prix.

Voici, pour les travailleurs, un aliment peu coûteux; il convient aux enfants et aux adultes :

PR.   Fécule de riz. . . . .   60 grammes.
       Fécule de pommes de terre.   60   —
       Sucre . . . .   q. s.

Délayez avec du lait, de façon à en faire une espèce de bouillie. Ajoutez quelques gouttes d'essence de menthe, ou bien encore deux cuillerées à café d'eau de fleurs d'oranger.

Voici encore une autre formule d'aliment analeptique :

PR.   Cacao. . . . . . .   60 grammes.
       Fécule de riz. . .   150   —
       Salep.   30   —
       Vanille.   8   —
       Sucre. . . . . . .   q. s.

Mêlez exactement toutes ces substances, et faites-en une bouillie, à la dose de deux cuillerées à bouche pour la valeur d'une assiette d'aliment.

Après le repas du soir, il est bon de prendre une infusion de thé noir, avec addition de quelques gouttes de bon rhum par tasse. Si le thé produit de l'agitation, on le remplace par un petit verre de bon cognac.

Il est indispensable d'avoir à sa portée quelque préparation stimulante, telle que l'*arquebusade*, que l'on trouve en dépôt dans toutes les grandes pharmacies. Je recommande encore le mélange suivant :

P_R.	Essence de menthe anglaise.. .	1 gramme.
	Laudanum de Sydenham. . . .	1 —
	Teinture alcoolique de cannelle..	2 grammes.
	Teinture alcoolique de rhubarbe.	2 —

On en prend dix à quinze gouttes dans une infusion de camomille bien chaude et sucrée.

Il est prudent de s'abstenir des eaux gazeuses préparées avec des *poudres*, parce que ces eaux sont purgatives lorsque les sels sont restés dans le vase qui sert à les confectionner. L'usage répété de ces eaux artificielles relâche les intestins.

On aura soin de ne pas ingérer dans l'estomac des boissons froides lorsqu'on est en transpiration. Les boissons acidulées, telles que limonade, eau additionnée de sirop de groseille, de sirop de cerise, seront prises avec précaution.

Nous recommandons de préférence l'eau additionnée de vin de Bordeaux, d'eau-de-vie, d'infusion de café, de rhum ou de sirop d'écorce d'orange.

On se vêtira de façon à se préserver de l'impression du froid; qu'on se garde surtout de passer sans transition d'un lieu chaud dans un endroit dont la température est assez basse. Usez de chaussures qui préservent les pieds du froid, et sacrifiez l'élégance au *confortable*. Les personnes sensibles au froid et à l'humidité doivent porter de la laine sur la peau, ou tout au moins une ceinture de flanelle sur le ventre. Les femmes mettront un jupon de laine sous leur crinoline.

L'assainissement de l'appartement qu'on habite est une des conditions hygiéniques dont l'observation ne doit pas être perdue de vue.

On évitera l'encombrement, dans quelque lieu que l'on se trouve.

On renouvelle l'air en ouvrant plusieurs fois par jour les fenêtres, et en produisant une ventilation au moyen d'un bon feu de cheminée ou de poêle. On tient les plombs et les cabinets d'aisance dans un état de propreté tel, qu'ils ne répandent pas d'odeur dans l'appartement. Quelques personnes ont recours à des moyens désinfectants qui sont d'un emploi incommode. Ainsi, elles brûlent du sucre ou du vinaigre, mettent du camphre dans tous les vêtements et portent cette substance avec elles; il en est même qui *hument* continuellement ce médicament. D'autres répandent dans tous les coins de l'appartement du chlorure de chaux.

Toutes ces substances ont, pour le moins, l'inconvénient de produire une excitation du système nerveux : des maux de tête, un malaise général. Il est préférable de s'en tenir à l'emploi du chlorure de chaux, que l'administration fait verser sur certains points de la voie publique, et dont les chimistes ont reconnu l'efficacité. Il suffit de mettre 30 *grammes* de chlorure de chaux solide dans une assiette, pour assainir l'atmosphère d'une pièce de grandeur ordinaire. On renouvelle la substance au bout de vingt-quatre heures.

Quelques personnes sont impressionnées désagréablement par l'odeur du chlore. On mitige cet effet en projetant sur un brasier ardent de la camomille, des sommités d'absinthe, du romarin et de la sauge. Ces plantes aromatiques desséchées ont une odeur des plus agréables et facile à supporter.

Disons, en terminant, que les personnes affectées de la peur du choléra doivent prendre des distractions et chercher à oublier, par des occupations agréables, le fantôme qui se dresse devant leur imagination troublée. Que celles qui sont habituées à mener une vie active ne délaissent pas leurs travaux; mais qu'elles se gardent de dépenser plus de forces que ne le comporte leur constitution physique ou intellectuelle.

Paris. — Typographie HENNUYER ET FILS, rue du Boulevard, 7.

www.ingramcontent.com/pod-product-compliance
Lightning Source LLC
LaVergne TN
LVHW010056060726
842524LV00006B/2226